AF460751

TRAITÉ
DES VERTUS
DE LA
POUDRE ROYALE FÉBRIFUGE

Du Chevalier DE LA JUTAIS,

Médecin et privilégié du Roi, à Paris.

Ladite Poudre préparée par ordre du Roi, pour les hôpitaux de ses armées, pour ses colonies, et généralement pour tous ses sujets.

Quatrieme édition, augmentée des Vertus des PILULES SOUVERAINES, et de l'ARCANE CÉLESTE, du même Auteur.

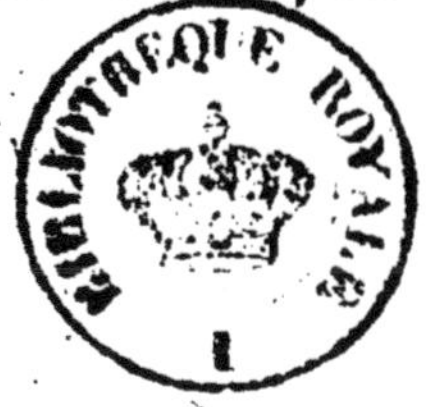

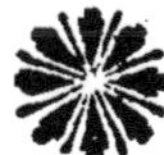

A LA HAYE,
Chez WENDERMEN dans le Grocester.

1765.

AVANT-PROPOS.

Plus on réfléchit sur l'immensité des ouvrages du Créateur, plus on reconnait sa bonté infinie, qui s'étend jusqu'à donner non seulement aux hommes, aux oiseaux et aux divers animaux, mais même aux reptiles et aux insectes les plus vils, des moyens sûrs pour se garantir des maladies auxquelles la nature les a assujétis, et pour s'en guérir lorsqu'ils en sont attaqués : delà cette multitude innombrable de *plantes*, auxquelles le Créateur à donné différentes vertus ; delà aussi cet instinct infaillible qu'il a accordé aux animaux pour servir à chacun d'eux à découvrir les plantes qui leur sont propres et analogues.

Malheureusement pour l'homme, ce même instinct ne lui a pas été accordé : la nature eu le douant d'une intelligence infiniment supérieure à celle des animaux, a voulu que ce ne soit qu'à force de recherches et de travail qu'il puisse acquérir les connaissances même les plus nécessaires à sa propre conservation ; aussi l'étude la plus assidue n'a-t-elle pu encore parvenir à faire connaître qu'une faible partie de *ces plantes*, et qu'une partie plus faible encore de leurs propriétés.

Mais comme dans une recherche aussi importante que celle de notre conservation, les plus grandes difficultés ne sont pas capables de rebuter les hommes de génie, il s'en est par fois trouvé qui par inclination se sont dévoués à cette pénible étude ; quelquefois aussi des circonstances inopinées sont venues aider aux découvertes les plus impénétrables, et des succès précieux en sont devenus l'heureux résultat, au profit de l'humanité.

Le beau-pere de l'auteur, *M. le chevalier de Guillers*, capitaine de cavalerie au service de la république de Venise, et en même tems médecin, s'était de tous tems occupé passionément de la chimie et de la médecine qu'il pratiquait d'inclination bien plus que par état. Etant un jour en Dalmatie à faire la visite des prisonniers, il y trouva un vieillard arabe qui avait été arrêté comme espion, et qui lui déclara qu'étant médecin, il ne s'était approché du camp que parce que le lieu lui fournissait des plantes rares dont il se servait pour la composition de ses remedes. Le Chevalier lui sauva la vie, en lui faisant rendre la liberté, et le vieillard reconnaissant sétant pris d'affection pour son libérateur, s'attachat tellement à lui, que de ce moment ils ne se séparerent plus.

Ce fut dans le travail qu'ils firent ensemble pendant plusieurs années, que le chevalier *de Guillers* acquit, entre plusieurs secrets précieux, la connaissance et la préparation de la *plante* dont est principalement tirée la *Poudre fébrifuge* en question; mais ce n'a été ensuite qu'à force d'observations et d'épreuves de toutes sortes, qu'il a pu lui donner le degré de perfection qu'elle possede, et qui seul détermine ses grandes vertus et ses effets merveilleux.

De retour de ses campagnes, le chevalier de *Guillers* s'était fixé à Venise, où ses succès dans toutes les maladies qu'il entreprenait et les cures surprenantes qu'il faisait de celles même les plus désespérées, lui mériterent une considération extraordinaire.

Dans ce même tems, *Louis XIV*, de glorieuse mémoire, était obligé de tenir plusieurs armées en campagne, et à peine ces armées étaient elles formées qu'il avait le chagrin de les voir considérablement réduites par les fievres et dissenteries, avant même qu'elles ayent eu à se mesurer avec l'ennemi. Souvent le Roi s'était plaint à MM. Fagon et Boudin, ses médecins, de ce qu'avec tant d'habiles docteurs dans son royaume, toute la faculté ensemble n'avait encore su trouver un remede capable d'arrêter un fléau aussi destructeur, et dans son chagrin parlant en roi plus qu'en savant.... *Si je faisais tant que d'être médecin*, leur disait il, *je saurais guérir.*

Ce fut alors que le ministre, M. de Pontchartrin, mit sous les yeux de sa majesté une lettre du sieur Leblond, consul de la nation française à Venise, qui lui apprenait qu'un fameux médecin du pays possédait un remede purgatif, tiré des plantes, qui avait l'étonnante vertu de guérir radicalement et promptement toutes les fievres intermittentes et presque toutes les maladies. Sa Majesté ordonna aussitôt d'écrire au sieur Leblond de faire tout son possible pour déterminer ce médecin à venir à sa cour.

Le chevalier *de Guillers* accepta la proposition, vint en France en 1712, fut à Fontainebleau, où était la cour, y arriva dans la saison fiévreuse d'automne, et dans un moment où il y avait environ mille malades dans l'hôpital d'Avon, attaqués de fievres. Le Roi voulut que les épreuves du remede fussent commencées à l'instant même : elles furent faites de suite et le succès en fut tel, que M. Fagon déclara dans son rapport : » *Qu'il était vrai que » la Poudre administrée suivant les ordres de Sa » Majesté, avait guéri tous les malades auxquels » on en avait donné, tant de fievres tierces, » double-tierces, que de quartes invétérées, et » même celles qui avaient résisté au quinkina.....*

Vide le rapport, au chap. 15.

Sa Majesté voulut alors que ce remede fut préparé en grand et envoyé dans tous ses hôpitaux de terre et de mer, dans ses colonies d'Asie et d'Amérique, et dans le Sénégal ; elle daigna en même tems accorder au chevalier *de Guillers*, une pension, une indemnité pour son voyage de Venise, la croix de Saint-Lazare, et les frais de son admission dans cet ordre.

Quelques mois après, le cardinal de Noailles, archevêque de Paris, ayant invité le chevalier *de Guillers* à entreprendre les malades de l'Hôtel-Dieu, si nombreux alors qu'ils étaient jusqu'à six dans un même lit, bientôt tous les malades attaqués de *fievres*, de *dissenteries* et même de *fluxions de poitrine*, furent guéris, au point qu'au bout de quelques semaines il y avait des lits de reste ; de quoi le cardinal archevêque, qui ne nommait plus M. *de Guillers* que l'*Ange tutélaire envoyé du ciel*, ayant informé le Roi, Sa Majesté daigna encore ajouter à ses bienfaits, une autre pension de six mille francs sur sa cassette.

Un brevet exclusif pour dix années fut aussi donné alors au chevalier *de Guillers*, avec *permission de faire la recherche des plantes dont cette poudre était tirée, dans tous les lieux, parcs et jardins tant royaux que communaux et particuliers, où il saurait en découvrir, et d'en prendre la quantité dont il aurait besoin, sans pouvoir en être empêché, attendu qu'il s'agissait du bien et de l'avantage public.....* Ce premier brevet est en date du 30 septembre 1713, et a été suivi successivement de quatre autres sous les regnes suivans, tant en son nom qu'en celui de son gendre *de la Jutais*, et toujours d'après de nouvelles expériences réitérées chaque fois en présence des premiers médecins du Roi.

Les succès du chevalier *de Guillers*, tant avec cette Poudre qu'avec deux autres Remedes également précieux dont il sera question ci-après, furent dans un tems la nouvelle du jour dans toutes les cours et dans toutes les associations de l'Europe. Sa Majesté Czarienne, *Pierre premier*, voulant se l'attacher particulierement, le nomma son Résident à la cour de France, par lettres de créance du 9 juin 1717 — C'est cette qualité de Résident du Czar, qui a fait mettre dès-lors ces Remedes sous le nom de son gendre *de la Jutais*.

TRAITÉ DES VERTUS DE LA POUDRE ROYALE FÉBRIFUGE, &c.

Avant d'indiquer les vertus et propriétés de la *Poudre royale fébrifuge*, nous croyons à propos de donner sur la *cause ordinaire des maladies*, une instruction claire et précise, qui pourra être agréable à bien des lecteurs, et pourra faire comprendre aisément comment un remede aussi simple peut suffire dans un aussi grand nombre de maladies, notamment dans toutes celles occasionnées par l'abondance des humeurs viciées, et comment les effets de ce purgatif doivent être bien plus assurés que ceux de l'extraction du sang par les saignées, qui ne font en général qu'affaiblir le tempérament, sans détruire le levain des humeurs et la matiere morbifique.

Devant à l'âge de 91 ans nous regarder comme bientôt au terme de notre carriere, nos derniers vœux sont que l'objet de cette instruction puisse tourner à l'utilité et au bonheur de tous les peres de famille, aussi complettement que nous l'avons constamment éprouvé dans la nôtre.

CHAPITRE PREMIER.

Causes des maladies.

Les maladies ont diverses causes ; les unes sont inévitables, les autres dépendent souvent de nous.

Dans la premiere classe, on doit placer l'intempérie de l'air, le dérangement des saisons, le froid excessif, la chaleur extrême, la contagion, et les accidens inopinés.

Dans la seconde, il faut comprendre la qualité et

la quantité des alimens, l'agréable poison de leurs différens apprêts, les boissons spiritueuses, la mollesse du repos, les chagrins excessifs, les passions effrénées, les veilles fatigantes, en un mot, les voluptés indiscretes, qui persuaderaient presque que la raison ne sert au genre humain qu'à le précipiter au tombeau, avant le terme prescrit par l'auteur de la nature, si des personnes sages, sobres et continentes, ne nous prouvaient journellement par leur exemple, que la santé et la vie peuvent se conserver pendant un siecle et plus.

De ces vérités il suit, que nous sommes souvent les seuls artisans de notre destruction prématurée, et qu'en général ce sont les excès, et non le vice de notre constitution, qui y contribuent.

Considérons actuellement quelle est cette constitution et le composé des animaux depuis leur premier dévelopement dans l'uterus jusqu'à ce qu'ils cessent de vivre.

CHAPITRE II.

Composé de l'homme.

L'EMBRYON croit dans le sein de sa mere au moyen du sang qui s'y communique ; le sang qui n'est qu'un fluide, se convertit en chair, en graisse, en cartilages, en nerfs, en os, &c., et cet embryon, après le terme fixé pour sa parfaite conformation, change de demeure. Sa premiere nourriture est le lait, qui ne differe du sang que par le défaut de parfaite coction, laquelle s'opere dans les foyers de ce faible individu, ensuite succedent les alimens plus solides.

Il en est de même du grain semé dans la terre ; l'embryon végétal reçoit pour premiere nourriture la farine qu'il contient ; l'humidité et la chaleur le liquéfient, ses faibles racines s'étendent, elles reçoivent par attraction la séve, et cette séve se convertit en tiges, en feuilles, en fleurs et en fruits.

Ainsi l'on doit regarder le sang et la séve comme une production analogue, procédant également du principe universel et de la matiere élémentée, susceptibles de toutes les formes déterminées par les matieres qui sont comme autant de moules ou de filtres implantés au premier jour dans chaque être créé.

CHAPITRE III.

Composition du sang, analogue à la séve.

Le sang, comme la séve, est donc un composé de principes actifs et de matiere élémentée.

Le principe est le feu et l'air ou l'esprit, intimement unis au sel de la nature.

La matiere élémentée est la terre et l'eau procédant de ce même principe, lesquelles se changent perpétuellement l'une en l'autre; car l'eau prend la forme de toutes les matieres molles ou solides, et ces mêmes matieres étant détruites par les tems, se changent en particules subtiles qui s'incorporent dans l'eau et dans l'air.

Or le premier principe et cette matiere élémentée réunis sous la forme de sang et de séve, édifient tous les êtres.

C'est donc dans le *sang* que réside la vie et la matiere constituante de notre espece; c'est donc par cette raison qu'il faut le conserver dans toute sa pureté, en ranimant par des spécifiques tirés de la même source, son feu et son activité atténués par les hétérogénéités qui s'y joignent, et qui proviennent souvent des alimens, comme on va le prouver.

CHAPITRE IV.

Composition des alimens.

Les alimens dont nous usons, sont pareillement composés du premier principe et de la matiere élémentée, diversement déterminés selon le mixte dont ils procedent et leur apprêt : mais ces différentes formes et qualités se changent et se convertissent dans le laboratoire de l'animal en sa propre substance, par la mastication, la déglutition, la trituration et la digestion aidée des dissolvans salivaires stomachiques, billiaires et pancréatiques, et finalement par la fermentation et la putréfaction qui séparent le pur de l'impur. L'on doit conclure de là que les alimens les plus simples et les moins déguisés par leur apprêt, sont les plus homogènes.

CHAPITRE V.

Conversion du pur en sang.

Le pur résultant des alimens s'insinue par le mésantère; il s'y change en chyle; ce chyle entrant par la veine souclavière se confond avec le sang; il passe dans le cœur, et circulant par les artères et les veines, il trouve dans sa route des glandes, des filtres, des conduits sécretoires et excrétoires qui le purifient et lui donnent la vertu de porter et d'entretenir la santé et la vie dans toutes les parties du corps.

CHAPITRE VI.

État de santé.

La santé consiste dans l'entretien d'un parfait équilibre entre l'usage modéré des alimens sains, et le cours réglé des secrétions, de l'insensible transpiration et des déjections.

CHAPITRE VII.

Comment les maladies se manifestent.

Les maladies naissent du dérangement de cet équilibre, produit par la corruption des matières trop long-tems retenues dans les intestins, et par le vice de l'estomac offusqué de glaires, ou infecté de mauvais levains, qui occasionnent une digestion imparfaite et conséquemment un mauvais chyle abondant en particules mal divisées, en souffres grossiers et en sels corrosifs ; ces hétérogênéïtés concourent à l'embarras et au déréglement de la circulation des sécretions et de la transpiration sensible ou insensible, et bientôt la fermentation irritante change la forme des fluides.

CHAPITRE VIII.

Premier dégré dss maladies. Origine de la fièvre.

Les vaisseaux dont les diamètres sont très-petits, tels que ceux des extrémités où les artères et les veines s'anastomosent, s'engorgent ; le cours réglé de la circulation se dérange ; les secrétions et la transpiration cessent ; dans cet état, la tête devient pesante ; le dégoût, l'insomnie, un mal-être général nous accablent ; un froid nous saisit, les extrémités étant alors privées du mouvement ; mais bientôt la fermentation qui survient dans la masse, allume un feu étranger qui nous agite et nous abat jusqu'à ce que l'acide ait dompté l'alcali, et que par une sueur ou par l'évacuation naturelle des premières voies, la matière impure dominante soit surmontée.

Si cet accès n'a pas de suite, cette fièvre s'appelle éphémère ; elle n'exige que quelques clistères émolliens et rafraichissans ; une seule prise de fébrifuge, des bouillons et une nourriture légère pendant trois ou quatre jours, suffisent pour rétablir entièrement l'équilibre ; mais sur-tout il ne faut pas avoir recours à la phlébotomie ; une seule saignée pourrait déterminer une maladie sérieuse, en attirant dans le sang les matières viciées qui embarrassent les premières voies.

Si les accidens reparaissent et qu'ils carractérisent

une fièvre réglée ou continue, la cure deviendra plus laborieuse, mais elle n'en sera pas moins certaine, en suivant le traitement qu'on indiquera au chapitre XII.

CHAPITRE IX.

L'HOMME dans l'état de maladie est plus à plaindre que les animaux; l'épuisement du sang par les saignées, est un mauvais remède trop incertain et trop dangereux; il faut l'éviter.

L'homme attaqué de maladies, à donc le malheur de voir le trésor de sa santé enlevé, sans savoir positivement comment y remédier; s'il médite sur les moyens qu'il pourrait prendre pour la recouvrer, il les voit presque tous incertains et dangereux, en suivant l'usage communément pratiqué; et en cela il se trouve plus malheureux que les animaux, qui, sans user de saignées, savent par leur instinct, trouver dans les campagnes et sans s'y méprendre, ce qui convient à leur santé et guérison: il y en a même parmi eux qui trouvent le moyen de prolonger leur vie des deux & trois cents années; les naturalistes nous citent le corbeau, le cerf, l'aigle, pour se renouveller, et peut-être y en a-t-il bien d'autres.

Or, puisqu'on peut trouver, (comme ce-ci le prouve), des remèdes parfaits dans les simples et et autres végétaux, pourquoi avoir recours aux remèdes imparfaits, dangereux et douteux? pourquoi affaiblir la nature dans le corps humain, en lui enlevant ses esprits vitaux qui gissent dans le sang, au lieu de la fortifier et de l'aider à pousser au dehors les humeurs qui lui sont contraires; comme fait le vin, qui, plus il a de vigueur, mieux il jette au dehors son impureté.

Le corps humain n'a-t-il pas intérieurement toutes les voies qui lui sont nécessaires pour cet effet? oui certainement, le divin ouvrier, inimitable dans ses ouvrages, n'a rien oublié pour les rendre parfaits, afin que cette nature puisse agir avec toutes les facultés qu'il lui a données pour son entretien et sa réparation.

Cela étant, pourquoi faire des ouvertures au dehors, pendant que ce merveilleux artiste n'a pas trouvé à propos d'y en former? n'est-ce pas détourner les fonctions de la nature dans ses opérations, que de lui enlever par des saignées réiterées, ce quelle a de plus précieux?

Que devient un arbre dont on ôte tout le suc de la sève? qui plus est, après un épuisement outré, que peut-il en résulter, supposé que la mort ne s'en suive pas? le peu de sang qui reste ne sera t-il pas appauvri, sans que les parties nobles soient débarrassées pour cela de leurs obstructions?

C'est de cet abus meurtrier que naissent généralement les maladies chroniques, et si par bonheur sur le grand nombre des malades dont on a épuisé le sang, il en échappe quelques uns, ce n'est jamais qu'après une longue convalescence, et ils n'en sont redevables qu'à la bonté de leur tempéramment.

Pouvons-nous desirer un bienfait plus grand que celui de pouvoir conserver notre sang dans son intégrité, dans toute sa pureté, sans être contraint de le répandre pour nous délivrer des maladies, qui ne sont causées que par des humeurs qui le corrompent ou qui s'opposent à sa libre circulatiou?

Nous laisserons-nous persuader que les anciens patriarches qui ont vécu si long-tems, et n'ont fini leur vie que par la caducité, n'ont pu conserver ce long cours d'années, ou réparer cette force et cette santé robuste, que par le remède des saignées réitérées comme aujourd'hui? Non certainement; cependant comme ils étaient hommes, et par conséquent sujets à des maladies telles à peu-près que nous les voyons actuellement, nous pouvons croire que la phlébotomie n'étant pas encore imaginée de leur tems, c'est aux plantes qu'ils ont eu recours dans leurs maux; et ce n'est assurément pas sans de bonnes raisons, que les anciens nous ont donné sous le nom de Salomon, le plus sage des hommes, un traité sur les vertus des simples.

Persuadons-nous bien de la vérité des axiomes suivans :

Le sang est le principe de la vie.

Sa pureté est la source de la santé.

Son impureté est la cause des maladies.

C'est un abus de croire que le corps à trop de sang.

Le sang peut quelquefois se gonfler par l'introduction de quelqu'impureté ou humeur défectueuse.

L'humeur défectueuse, si elle n'est évacuée, devient corruption. Cette corruption ne s'enlève pas en enlevant le sang, mais en le purifiant.

Et concluons de ce que dessus, que la méthode des saignées réitérées n'est pas le vrai remède, qu'elle est toujours incertaine ; qu'elle est sur-tout d'un trop grand danger pour qu'on ne doive pas lui préférer un purgatif composé uniquement de plantes qui possèdent les qualités requises pour purifier le sang de toutes ses impuretés, et rétablir la santé en aidant la nature au lieu de l'affaiblir. Celui que nous proposons ici a toutes ces qualités et vertus ; il est tout trouvé, bien expérimenté, et authentiquement approuvé en France, depuis 1712 ; ses heureux succès n'ont jamais discontinué, ne se sont jamais démentis en aucune circonstance.

CHAPITRE X.

Les vrais et parfaits purgatifs se reconnaissent par leurs succès constans.

Ce n'est que par l'observation et par de fréquentes expériences que l'on peut reconnaître les bons remèdes, et l'on ne saurait sur-tout porter trop d'attention à ce qui concerne *les purgatifs*, aujourd'hui si multipliés, parce que c'est de leur choix que dépend la santé ou la maladie, l'existence ou la mort.

S'ils sont trop violens, ils forcent la nature à évacuer par des voyes contraires à ses dispositions, d'où le meilleur est toujours enlevé avec le mauvais, et le plus souvent l'humeur défectueuse reste dans les parties qu'elle occupait, parce que les voyes, pour sa sortie, ont été reserrées au lieu d'être ouvertes, telles sont souvent les sérosités qui ne peuvent être évacuées que par les voies de la transpiration, et si ces voyes leur sont fermées, elles forment alors des dépôts fâcheux.

Si l'action du purgatif se trouve trop faible ou trop lente, il arrive que les humeurs peccantes, mises en mouvement, sans pouvoir être évacuées, se corrompent, et souvent à tel point qu'elles occasionnent des fièvres continues, pourprées, malignes, ou autres maladies également périlleuses.

D'après ce défaut des purgatifs, les plus savans médecins ont toujours fait leur principale étude de tâcher d'en découvrir quelqu'un qui ait la propriété d'aider la nature à se libérer des humeurs qui lui sont nuisibles et de purifier la masse du sang : les uns ont cru le trouver dans le mélange des drogues, espérant que la vertu de l'une suplérait au défaut des autres, mais à l'avouer ingénuement, la plupart de ces compositions sont vicieuses et sans effets ; d'autres ont fait des recherches extraordinaires dans la chimie et d'autres dans la botanique, pour tâcher d'en découvrir quelqu'un efficace, mais peu ont été assez heureux pour y réussir.

Quoiqu'il en soit, la véritable marque d'un parfait purgatif est lorsqu'après son opération, la fièvre se trouve radicalement guérie, et qu'au lieu d'en être affaibli, le malade se trouve plus de vigueur et de force qu'auparavant ; Il n'a pu produire cet heureux effet qu'en purifiant la masse du sang de ses impuretés ; tous les purgatifs qui au lieu de purifier les malades, les affaiblissent et les tiennent languissans, doivent, suivant nous, être regardés comme de vrais poisons, et être rejettés de la médecine.

CHAPITRE XI.

Des vertus et propriétés de la Poudre Royale Fébrifuge.

La *Poudre Royale Fébrifuge* est composée uniquement de plantes sans aucune addition de drogues ; ses vertus sont si nombreuses, ses effets si assurés dans toutes les maladies provenant directement du vice des humeurs, les expériences en ont été répétées tant de fois, et les preuves en sont établies d'une manière tellement authentique, que l'on peut donner ce remède comme un des meilleurs et un des plus précieux qui ayent jamais été découverts.

Cette poudre est incorruptible et ne perd jamais sa vertu si l'on a soin de la garantir de toute espèce d'humidité ; elle agit également bien en tous climats, soit au deçà, soit au-delà des mers. On indiquera ci-après les maladies principales où l'on peut en faire usage, la manière de l'administrer et les petites attentions qu'elle requiert.

On avertit d'avance qu'avec cette poudre, il ne faut jamais ou presque jamais saigner ; elle conserve donc le sang, qui est le plus grand trésor de la santé, et en cela elle est extrêmement précieuse, car les trois quarts des maladies chroniques viennent de la malheureuse phlébotomie, qui fait plus de tort à l'espèce humaine que tous les fléaux réunis ; dans l'état de santé, le sang a toute la pureté qu'il doit avoir ; la science est de le conserver dans cet état de pureté et de perfection, ou de l'y ramener. Pour cet effet, il faut non-seulement le ménager autant qu'il est possible, mais encore se bien garder de l'appauvrir en diminuant sa partie balsamique, ou en desséchant sa lymphe qui lui est si nécessaire.

Cette poudre est un purgatif parfait, en ce que son opération se faisant toujours, ou par les selles ou par les vomissemens, par les sueurs, par les urines ou par l'expectoration, suivant la disposition du corps, elle ne manque jamais de purifier la masse du sang et jamais ne cause d'inflammation dans les maladies qui en sont le plus susceptibles, comme le prouvera le chapitre suivant.

Elle est encore cordiale, puisqu'au contraire des autres médicamens qui d'ordinaire affaiblissent les malades, elle les rend après son opération plus forts et plus vigoureux qu'ils n'étaient auparavant.

Elle opère chez les uns assez promptement, chez d'autres au bout de 5 ou 6 heures, et chez quelques autresplutardencore, parce qu'elle fait une recherche exacte avant d'agir. Si le malade la rendait par le vomissement une heure après l'avoir prise, son effet n'en sera pas moins assuré, parce qu'il n'aura rendu que la partie grossière; et comme cette poudre est à-la-fois purgative et fébrifuge, détruisant à-la-fois la cause et l'effet, elle est préférable à tous les autres purgatifs, ou fébrifuges connus, sur-tout au quinkina, qui ne fait en général que fixer la fièvre et pallier le mal.

CHAPITRE XII.

Usage de la Poudre Fébrifuge dans différentes maladies.

Dans les *fièvres tierces*, *quartes* et *double-quartes*, il faut donner une prise de cette poudre environ 3 heures avant l'accès attendu; si ce premier accès attendu manque dès le jour même, il y a lieu de croire que le malade sera à l'abri du retour; cependant pour plus de précaution, il sera à propos de lui en donner une seconde prise le jour du second accès attendu.

Si le susdit premier accès est venu, soit à son heure ordinaire, ou plutôt ou plutard, il ne faut pas manquer de donner une seconde prise le jour que l'accès suivant doit revenir, et environ 3 heures avant qu'il ne vienne.

Et si le malade n'est pas guéri par cette deuxième

prise, il prendra la troisième de même; il est rare qu'il faille aller à la quatrième ou cinquième prise, cependant cela peut arriver et même plus, quand la fièvre est invétérée.

Dans les *fièvres double-tierces* et autres, qui ne laissent que peu d'intervalle, c'est dans le déclin et sur la fin de l'accès qu'il faut donner la poudre, observant la même méthode que dessus, dans les mêmes circonstances.

Dans les *fièvres continues, malignes, putrides* et *pestilentielles*; dans celles *scorbutiques* et dans toutes les *maladies contagieuses* et *épidémiques*, on la donne dans le déclin des redoublemens, et trois jours de suite s'il est nécessaire, car souvent le malade est guéri à la première ou à la seconde prise.

Dans les *dissenteries, flux de sang* et *tenesme*, trois prises guérissent d'ordinaire ces maladies; les deux premières se prennent de 24 en 24 heures, et la troisième 48 heures après la seconde. On fera prendre au malade des bouillons composés d'une chopine de lait et de quatre onces de graisse de mouton ou de porc.

1 - après guérison

On guerira de même toutes sortes de *cours de ventre*.

Dans les *coliques bilieuses* et *venteuses*, une seule prise a souvent guéri, mais il est à propos d'en prendre alors une deuxième le lendemain ou surlendemain.

Dans le *scorbut de mer et de terre*, mais avant que le mal soit confirmé; il faut donner cette poudre dans le principe de la maladie, de deux en deux jours une prise, jusqu'à parfaite guérison, observant de toucher les gencives du malade de tems en tems avec de l'esprit de sel allongé d'eau.

Dans les *rétentions d'urine* causées par les glaires, on donne la poudre de 24 heures en 24 heures; deux prises suffisent d'ordinaire pour la guérison.

Dans les *gros rhumes*, on donne la poudre tous les 24 heures; deux ou trois prises suffisent d'ordinaire.

De même, dans les maux de gorge épidémiques

Dans l'*apoplexie*, après avoir administré au malade les premiers remèdes connus, soit du sel dissous dans du vinaigre, soit de la teinture de tabac ou autres usités pour le préserver de mort subite, il ne faut pas manquer de le purger avec une dose de poudre un peu plus forte que dans une autre occasion, et la réitérer dès le lendemain au plutard; ce remède lui enlèvera toute l'humeur glaireuse, et s'il continu ce purgatif aux déclins de la lune, de tems à autre, il en sera totalement garanti sans retour. Ceux qui ont lieu de craindre cette maladie, peuvent ainsi s'en préserver très-facilement.

Dans la *paralysie*, il faut user de la poudre de la même manière que dans l'apoplexie, et avoir recours aux remèdes connus pour fortifier les membres attaqués qui reprennent plus aisément alors leurs premier mouvement que lorsqu'on a employé les saignées.

Dans les *indigestions*, personne n'ignore sans doute le danger de la saignée, qui est mortelle dans cette espèce de maladie; il faut donc aussi-tot qu'on ressent le moindre désordre de cette nature dans son estomac, commencer par débarrasser les intestins par un demi-lavement de deux prises trempées pendant quelques heures, s'il se peut, et le lendemain il faut donner la poudre par la bouche; non-seulement elle débarrassera l'estomac de la matiere dont il était surchargé, mais elle purifiera encore la masse du sang, du chyle corrompu qui aurait pu s'y introduire.

Dans les *obstructions*, l'*asthme*, les *vapeurs* et l'*hydropisie naissante*, il faut donner cette poudre le matin, laissant reposer le malade un jour ou deux entre chaque prise.

Dans les douleurs de *goutte* et de *rhumatisme*; cette poudre prise une fois le mois au décours de la lune, empêchera que les accès ne soient aussi fréquens et aussi violens.

Dans les *chutes* et *meurtrissures*; ceux qui après des chutes dangéreuses ont lieu d'en craindre des suites fâcheuses, doivent se purger incontinent avec cette poudre deux ou trois fois à un jour d'intervalle, alors ils peuvent être certains qu'aucun dépôt ne se formera intérieurement, et ils verront les contusions externes bientôt dissipées entiérement. L'usage de la poudre a souvent fait rendre de gros caillots de sang, et c'est ce que la saignée n'aurait certainement pas fait.

Dans les *maladies des enfans ;* cette poudre est un excellent vermifuge et chasse les vers du corps tous vivans.

Dans la *petite vérole ;* si l'on a soin de donner la poudre au commencement de la maladie, avant que les pustules paraissent et au déclin du premier accès de la fievre, on verra les pustules sortir bientôt abondamment et sans aucun accident, parce que sa propriété est d'enlever toute la malignité de l'humeur. Il est nécessaire de ne pas exposer les enfans malades au grand air, et lorsque cette maladie regne, on ne saurait mieux faire que de donner ce purgatif aux enfans qui peuvent la craindre ; s'ils n'en sont pas tous préservés, ils seront au moins garantis de ses funestes effets.

Dans les *maladies des femmes*, soit *suppression des regles*, soit dans le *lait répandu* qui leur cause tant de maladies différentes et leur est si souvent funeste, il n'y a pas de spécifique plus assuré et plus prompt. Cette derniere maladie n'a jamais lieu si l'on a la précaution de prendre ce purgatif, deux fois après les quarante jours de l'accouchement. Une nourrice en fait usage sans craindre de perdre son lait, et si l'enfant qu'elle nourrit vient à avoir la fievre, il suffit qu'elle seule s'en purge, pour que le nourrisson soit de suite guéri.

En un mot, si l'on est exact à donner cette poudre dans le commencement de toutes les maladies, il n'en est presqu'aucune qui ne soit guérie en cinq ou six jours, à moins qu'elle ne soit causée par le vice de quelque partie noble affectée, comme dans la *pulmonie*, la *phtysie*, l'*hydropisie formée*, la *pierre*, les *ulceres internes* ou autres maladies de cette nature.

Pour se *purger par précaution*; on peut se servir de ce purgatif sans être malade et seulement par précaution ; quand on se sent le cœur chargé, la tête malade, l'appétit perdu, quand on éprouve un accablement dans les membres, de l'assoupissement ou quelqu'autre mal-aise, ce sont très-souvent des prognostics d'une prochaine maladie, que l'on peut éviter en prenant une ou deux prises de cette poudre à un jour d'intervalle.

La principale science pour bien réussir dans la guérison des fievres, est d'en savoir bien distinguer les différentes especes, de façon à ne pas s'y méprendre ; chose bien nécessaire pour pouvoir administrer le remede à propos. Par exemple, une fievre qui procédera d'nne transpiration si outrée que la masse du sang en est déseschée, comme il arrive dans les Indes et autres pays très chauds ; ou bien une fievre étique, ou quelqu'autre du même genre ; ces sortes de fievres demandent que l'on ait recours aux remedes hnmectans, fortifians, désaltérans, et non pas aux purgatifs qui sont alors contraires.

CHAPITRE XIII.

Usage de la Poudre dans les fluxions de poitrine, pleurésies et pleurimonies.

On n'a pas, dans le chapitre précédent, fait mention des *fluxions de poitrine*, *pleurésies* et *pleurimonies*, parce que ces sortes de maladies demandent en général l'assistance du médecin, et que, quoique la *poudre febrifuge* soit le remede le plus efficace qu'on puisse employer, il serait souvent dangereux que des personnes qui ne sont pas de l'art, entreprissent trop librement de l'administrer elles-mêmes.

Comme cette poudre a la propriété de dissiper l'engorgement des glandes pulmonaires en arrêtant le sang qui s'extravase des vaisseaux, en dissolvant et vuidant celui qui s'est déjà jetté sur la plevre, ou dans la partie intérieure des poumons, comme aussi en dissipant la sérosité âcre échappée du sang qui se répand sur la membrane appellée médiastin, ou sur les muscles intercostaux, on peut l'administrer en toute sûreté, mais il faut absolument que ce soit dans les premiers momens de la maladie, aussitôt que le malade se sent pressé de la douleur, quand les crachats sont encore sanguinolens, et avant que l'abondance de l'humeur morbifique aye pu se corrompre et enflammer la masse du sang.

Il est à propos que le malade n'ait pas encore été saigné, ou qu'il l'ait été peu; il est nécessaire aussi qu'il n'ait pris aucun autre purgatif, parce que celui-ci veut toujours agir seul.

Comme il est des circonstances où l'on ne peut pas toujours se procurer les secours des gens de l'art, et qu'il faut au moins savoir distinguer les unes des autres les maladies qui forment le sujet de ce chapitre, nous allons joindre ici quelques instructions pour que l'on puisse, au besoin, les reconnaître et se diriger avec sûreté.

Les symptômes ordinaires de la *pleurésie* sont la fievre, une violente douleur de côté, surtout quand le malade inspire ou quand il tousse, le pouls vif et dur, les urines rouges.

Ceux des *fluxions de poitrine* sont la fievre, la douleur de côté moins forte que dans la pleurésie, mais la difficulté de respirer plus grande, l'oppression extrême, le pouls mollet et les crachats sanguinolens.

Ceux de la *pleurimonie* sont de même la fievre qui s'enflamme promptement avec une violence extrême, la douleur de côté moins forte que dans la pleurésie, et des gorgées de sang que le pleurétique jette d'un instant à l'autre par la bouche.

Dans les deux premieres, savoir : les *pleurésies etfl uxions de poitrine*, il faut dès le premier moment donner une prise de poudre, ou même une prise et demie si le malade est difficile à émouvoir, et si quatre heures après cette premiere prise il ne paraissait aucune évacuation, on en donnerait une seconde; souvent ces deux prises ont suffi, cependant il en a fallu qdelquefois une 3e. à 12 heures d'intervalle de la seconde, et quelquefois une 4e. à 24 heures encore de distance.

On ne pourra voir sans étonnement la quantité de glaires que ce remede administré dans les fluxions de poitrine, fait évacuer ; effet que ne font et ne peuvent faire les saignées, qui enlevent seulement le plus subtil du sang, en y laissant la partie viciée, cause de tout le désordre, et qui en outre détruisent les forces nécessaires à la nature pour pouvoir expulser le mal.

Outre les symptômes ordinaires des *fluxions de poitrine*, il arrive quelquefois que cette maladie commence par une disposition à l'inflammation; alors rien n'est plus utile que le *salpêtre rafiné*, à la dose d'un gros par pinte d'eau édulcorée d'un peu de sirop de capillaire ou autre, ou simplement d'un peu de réglisse que l'on donne à boire au malade tant qu'il en desire, observant ce qui sera dit plus amplement à l'article 14.

Il arrive encore quelquefois que cette maladie s'annonce avec des symptômes bien plus allarmans, tels que l'oppression sans expectoration, le point de côté dont la douleur occupe toute la poitrine, le pouls dur, le visage enflâmé, une altération outrée, les urines rouges comme du sang, le corps très constipé et ne faisant plus ses fonctions, et pour comble de maux une complication de fievre putride, que l'on reconnait à la noirceur de la langue.

Si le médecin n'a à sa disposition que les remedes ordinairement employés, qui forcent la nature, la contrarient et détruisent les forces du malade, ce triste état peut-il lui donner beaucoup d'espoir de guérir ? Parlons sincerement, voit-on fréquemment d'heureux succès du traitement ordinaire par les saignées réitérées ? Non certes, au contraire, le nombre de ceux qui succombent est très grand, et celui des malades qui guérissent est très petit; encore est-ce trop souvent pour retomber dans une autre maladie qui ne donne plus d'espoir de guérison ; les uns dans l'hydropisie de poitrine, les autres dans la phtisie, ou bien ils deviennent pulmoniques, &c.

Jamais ces malheurs n'arrivent avec l'usage de la *poudre fébrifuge* employée à propos, parce que, comme on l'a déjà dit, elle va de suite à la purification du sang, en purgeant suivant la disposition du corps, et que par sa qualité cordiale elle donne à la nature de la force pour combattre la maladie et expulser du sang les humeurs qui y causaient le désordre. Ce n'est pas par les saignées, ce n'est pas en les réitérant qne l'on peut opérer ces mêmes heureux effets ; et pour rendre sensible cette observation, que nous regardons comme une des plus importantes que l'on puisse présenter, nous nous permettrons ici une comparaison familiere et à la portée de tout le monde.

Nous comparerons l'action de la fievre dans ces maladies, à l'action du feu sous un chaudron plein de lait ; si lorsque le lait commence à sentir la chaleur et qu'il vient à bouillir et s'élever, l'on n'est pas attentif à retirer promptement le feu ; si l'on s'amuse au contraire à vouloir diminuer le volume du lait cuillier à cuillier, il arrivera que le lait échauffé gâgnant de vitesse, une partie sortira pardessus les bords, le reste se desséchera, se consommera, et le chaudron restera vuide.

De même, si lorsque le sang commence à être mis en effervescence par l'action du levain morbifique, l'on n'est pas attentif à évacuer promptement ce mauvais levain ; si l'on s'amuse au contraire à diminuer le volume du sang palete à palete, il arrivera que le sang enflâmé gagnera de vitesse, une partie s'échapera dans l'intérieur des poumons avec toute sa mauvaise qualité ; le reste conservant le même levain, la même cause morbifique, continuera à s'élever, à se desescher ; le principe de la vie se consommera, et bientôt il ne restera plus que le cadavre.

Et si encore il plaisait au Roi commuer la peine d'un criminel condamné à la mort, et ordonner qu'il soit livré aux chirurgiens pour essayer sur lui les dix à douze saignées ordinairement administrées dans les fluxions de poitrine, croit-on que ce criminel ainsi opéré, tel robuste qu'il soit, pût être sûr d'obtenir sa grâce? Pour nous, loin de le croire, nous sommes au contraire persuadés qu'après un épuisement de cette nature, une fievre violente ne manquerait pas de survenir, et que sur dix, on en verrait neuf y succomber.

Il vaut donc mieux attaquer directement les humeurs qui occasionnent l'effervescence du sang, son inflammation, puis sa putridité, et c'est ce que fait complettement la *poudre fébrifuge;* la cause de la maladie étant attaquée par son moyen, l'effervescence diminue, le calme se rétablit, le sang reprend peu à peu sa pureté, et comme les forces n'ont pas été épuisées, la santé revient promptement, sans le danger de n'avoir fait que changer une maladie contre une autre.

Malgré tout ce que nous venons d'exposer relativement aux abus de la saignée, nons ne prétendons cependant pas l'exclure entiérement de la pratique; il est certains cas où une saignée modérée peut être utile au commencement d'une maladie, non encore caractérisée, pour que le médecin pnisse reconnaître dans le sang la qualité de l'humeur peccante: et ce ne sera pas non plus cette saignée qui pourra absolument empêcher d'administrer la poudre, ou nuire à ses heureux effets; témoin le cas cité par le chirurgien Duvernay, dans son certificat, chapitre 15, ci-après.

Quant aux *pleurimonies* qui sont aussi très promptes à enlever le malade, on ne doit pas perdre le moindre instant pour administrer la premiere prise de poudre, et douze heures après une seconde; ces deux prises sont souvent suffisantes pour la guérison; en cas contraire, une troisieme devra être donnée vingt-quatre heures après la seconde.

CHAPITRE XIV.

Manière d'administrer la Poudre fébrifuge, soins et précautions à prendre.

DANS le chapitre précédent, nous nous sommes étendus sur le danger de la saignée, particulièrement pour l'administration de la poudre, et nous avons observé qu'une saignée déja faite, ne devait cependant pas empêcher tout à fait de donner la poudre, si la maladie est encore dans son commencement; il est très-important d'ajouter ici qu'il ne faut absolument plus employer la saignée, quand une fois le malade a commencé l'usage de la poudre.

Il faut donc pour que cette poudre puisse opérer parfaitement, éviter de se préparer ni par la saignée ni par aucun autre purgatif, qui loin d'aider, nuirait beaucoup et détournerait les bons effets de celui-ci; on peut seulement quand les moyens le permettent, se préparer la veille de la purgation par le moyen d'un demi-lavement, composé de deux prises de poudre détrempées le matin pour le soir, ou le soir pour le matin dans un verre d'eau, et que l'on met dans la seringue en les remuant bien; on emplit ensuite la seringue d'eau tiède, et lorsque le malade aura pris et rendu ce lavement, on lui en donnera un autre à l'eau pure.

Ces lavemens avec la poudre sont d'un secours singulier aux enfans et à ceux qui ne peuvent avaler de purgatif; plusieurs personnes ont été guéries par ce simple moyen, qui n'est cependant pas si certain que celui de prendre la poudre par la bouche.

Celles qui se trouveront extrêmement constipées, feront toujours bien, avant de prendre la poudre de faire usage de ces lavemens le soir précédent; elles éviteront par là de vomir.

La manière de prendre ou administrer cette poudre, est de la délayer dans 5 ou 6 cuillerées de léger bouillon de viande ou aux herbes, ou bien dans du thé, du jus de petits pruneaux, de la moëlle de pommes cuites, dans toutes espèces de boisson, même de l'eau avec un peu de vin, préférant le blanc; et tout aussi-tôt après avoir avalé la poudre, il faut prendre par-dessus une petite écuellée de bouillon léger, et de suite un autre demi-bouillon d'heure en heure pendant 4, 5 ou 6 heures, *sans jamais s'écarter de cette méthode qui est absolument nécessaire;* car cette poudre, différente en ceci des autres purgatifs, ne fait souvent son effet qu'au bout de six heures ou plus, mais toujours après avoir fait une recherche exacte des humeurs.

Six heures après l'avoir prise, soit qu'elle ait ou n'ait pas encore commencé à opérer, on pourra si l'on se sent besoin, prendre de la nourriture modérement, excepté dans les maladies où la diète est indispensable.

Lorsqu'il y a chez le malade quelque disposition à l'inflammation, qu'il y a même simplement de l'altération, il est très-utile de mettre dans les 5 ou 6 demi-bouillons à prendre une heure après la poudre, et d'heure en heure, la valeur d'un gros de *salpêtre rafiné*, (*sel de nitre*), pour le tout; l'on peut aussi dans les jours d'intervalle en mettre la même dose d'un gros dans chaque pinte de boisson destinée au malade; le salpêtre est la lessive du sang: il faut seulement avoir soin de n'en point mettre dans le premier bouillon qui se prend immédiatement après la poudre, de n'en point faire usage une heure avant de manger ni pendant la digestion, et de le discontinuer, quand il n'y a plus d'altération.

La dose de cette poudre est comme suit:

Pour les enfans de 5 à 6 ans et jusqu'à 10, pour la première fois la demi-prise, ensuite les trois quarts.

Pour ceux de 10 à 15 ans, et pour les personnes faciles à émouvoir, pour la première fois les trois quarts, ensuite l'entière.

Pour les personnes de 15 ans et au-dessus, la prise entière, sauf à l'augmenter un peu, suivant le besoin.

Pour les vieillards caducs, suivant leur force, une prise, plus ou moins.

Les personnes difficiles à émouvoir peuvent commencer par prise et quart ou prise et demie.

J'en ai connu à qui il falloit deux prises.

Lorsqu'il y constipation, les lavemens préparatoires indiqués ci-dessus sont très-utiles, et les personnes aisées pourront en accélerer leur guérison.

CHAPITRE XV.

Preuves des bons effets de la Poudre Royale Fébrifuge.

Nous croyons pouvoir, dans cette édition, que nous avons augmentée d'une instruction sur *la cause ordinaire des maladies*, supprimer tous les certificats particuliers de guérisons, que contènait les précédentes, et nous contenter de donner ici les certificats les plus authentiques, tels que ceux délivrés par les médecins du Roi, par les médecins de la faculté, par les ministres, par les directeurs de la compagnie des Indes et autres de ce genre.

Certificat de MM. Fagon, premier médecin, et Boudin, médecin ordinaire du Roi, en date du 30 Janvier 1713.

« Nous certifions que la Poudre Fébrifuge qui » nous a été remise entre les mains par le Sieur de » Guilliers, a guéri tous les malades à qui nous » l'avons donnée, de fièvres double-tierces, tierces, » quartes, et en un mot de toutes espèces de fièvres » intermittentes, en foi quoi.....

Rapport fait au Roi par M. Fagon, son premier médecin, en date du 30 Janvier 1713.

» Il est vrai que la Poudre qui nous a été donnée » par le Sieur Ferdinand de Guilliers a guéri tous

» les malades à qui nous en avons fait donner, » M. Boudin et moi, tant de fièvres tierces, double-» tierces, que de quartes invétérées, dont quelques-» unes même, n'avaient pas été guéries par le » quinquina. J'avais nommé à M. Boudin toutes » les plantes purgatives qui se peuvent trouver » communément dans nos campagnes, et entr'autres » celle que ledit Sieur de Guillers nous a déclarée, » mais parce que je savais qu'elle purge violemment » et avec des accidens qui n'ont point paru dans » l'usage de la poudre qu'il nous a donnée, je » n'aurais osé l'éprouver sans y faire différentes » préparations qui eussent employé bien du tems, » et de plus on ne la trouve que dans le commen-» cement de l'été ».

« Cette racine se trouve aisément et presque par » toute la France, et se prépare facilement; elle » peut par conséquent être employée à peu de frais » dans tous les hôpitaux des armées du Roi, et sans » doute elle épargnera à Sa Majesté de très-grandes » dépenses, et sauvera une infinité de soldats parce » qu'ils seront guéris d'abord, et qu'ils ne souffri-» ront ni de l'infection de l'air des hôpitaux, ni de » la friponnerie des entrepreneurs; et puisque le « Roi m'ordonne d'avoir l'honneur de lui dire ce » que je pense, &c. &c. &c. j'obéis aux ordres » de Sa Majesté en l'assurant, &c. &c. &c. ».

Au-dessous est écrit de la main de M. de Pont-chartrin, ce qui suit :

Décision du Roi dans son conseil.

Bon Pension de 1200 livres, du jour qu'il est parti de Venise, et la Croix de Saint-Lazare.

Lettre de M. de Pontchartrin à M. Leblond, Consul de France, à Venise, datée de Paris, le 22 Février 1713.

« La poudre du Sieur Ferdinand de Guilliers » est si spécifique qu'elle a guéri un grand nombre » de personnes à qui les médecins du Roi en ont » donné, sans en excepter aucune; c'est ce qui a » engagé Sa Majesté à lui donner une pension et la » Croix de Saint-Lazare ».

Lettre du même Ministre à M. Turmenic de Honitel, garde du trésor Royal, en date du 19 Avril 1713.

« Le Roi, monsieur, a accordé une pension de » 1200 liv. au sieur de Guillers, et Sa M...... a » été si satisfaite de son zèle pour son service, » qu'elle a désiré qu'il fut honoré de la Croix de » Saint-Lazare; il a du mérite, et vous serez bien » aise d'apprendre par lui-même le motif qui a » engagé Sa M...... à prendre cette résolution. Je » lui ai fait remettre l'ordonnance qni a été expé- » diée pour toucher cette pension; vous me ferez » beaucoup de plaisir, &c. &c. ».

Premier Brevet du Roi, en date du 30 Septembre 1713.

» Pour dix ans exclusif, et avec la permission » de faire la recherche de ladite racine fébrifuge » dans toutes ses forêts, dans toutes celles des » communautés et des particuliers, et généralement » dans tous les endroits où il en découvrira, et » d'en prendre la quantité dont il aura besoin, sans » qu'il puisse en être empêché, attendu qu'il s'agit » du bien et de l'avantage public ».

Lettre du même Ministre, M. de Pontchartrin, à M. de Beauharnois, intendant à Rochefort, eu date du 31 Octobre 1714.

« La Poudre fébrifuge qui vous a été envoyée, » Monsieur, est uniquement destinée pour les malades qni sont à l'hôpital de Rochefort, je ferai » ensorte de vous en envoyer encore, puisque cette » poudre a eu un bon succès ».

Toutes ces copies sont collationnées par M. Lafilard, commissaire et garde des archives de la marine.

Deuxième Brevet du Roi en renouvellement du premier, en faveur du chevalier de Guillers, et en date du premier avril, 1724, sur nouvelles expériances faites par M. Dodard, premier médecin du Roi.

Troisième Brevet du Roi, en renouvellement des précédens; donné au sieur de la Jutais, gendre et héritier du sieur de Guillers, en date du 17 novembre 1733, d'après les expériences faites par ledit sieur de la Jutais, sous les yeux de M. Chicoineau, premier médecin du Roi, sur 500 à 600 malades dans le même hôpital d'Avon, près Fontainebleau, où ledit de Guillers avait opéré vingt ans auparavant.

En 1735, M. Dangervilliers, ministre de la guerre, convaincu des bons effets de cette poudre, ordonna qu'il ne soit administré aucun autre purgatif dans tous les hôpitaux militaires.

Voici ce que le Conseil supérieur du Sénégal mande à la Compagnie des Indes, èn date du 24 août 1737.

» Nos chirurgiens ont employé avec succès la » Poudre fébrifuge que vous avez eu la bonté de » nous envoyer, nous vous prions d'en envoyer » dans les nouvelles caisses.......

Et au-dessous est écrit :

» Certifié véritable et conforme à l'original de » la lettre restée au bureau du Sénégal et dont l'ex» trait est ci-dessus, et que la Poudre fébrifuge » dont il fait mention a été fournie par M. de la » Jutais à la Compagnie des Indes, qui en a encore » acheté de lui mille prises dans le mois de novem» bre dernier. A Paris, le 11 janvier 1738.

» Signé les Syndics et Directeurs de la Compa» nie des Indes.

» Brisson de Latigny, et Pierre Saintard.

Certificat du sieur Duvernay, chirurgien au château de Vincennes, en date du 15 août 1738.

» Je soussigné, Julien Duvernay, chirurgien du » Roi au château de Vincennes, déclare que j'ai » administré audit château, avec tout le succès » qu'on peut désirer, la Poudre fébrifuge de M. de » la Jutais, dans différentes maladies, et que j'ai » trouvé dans ce remede des effets si puissans, non » seulement dans les *fievres intermittentes* les plus » rebelles, aux remedes usités, mais encore ce que » j'ai remarqué d'admirable est la parfaite guérison » des *pleurésies* et *fluxions de poitrine* les plus » rebelles par leurs fâcheux symptômes, que ce » purgatif détruit merveilleusement; et ce que j'ai » trouvé encore de plus particulier, est que si on » est obligé de réitérer plusieurs fois la prise de ladite » Poudre, on ne craint point de causer aucune inflam» mation, comme il arrive le plus souvent par l'u» sage des autres purgatifs.

» Je certifie que j'ai pratiqué et expérimenté avec » succès tout ce que j'avance ci-dessus, dans plu» sieurs personnes à Vincennes, mais principale» ment dans celle du nommé Dory, jardinier, atta» qué d'une *fluxion de poitrine* des plus cruelles; » dans celle de madame Meynier; dans celle d'un » jeune homme appellé Laplante, âgé d'environ » onze ans; dans celle du fils de la veuve Bosc,

» attaqué d'une *pleurésie*, âgé d'environ treize ans,
» et d'autres personnes dont je ne me souviens pas
» présentement du nom.

» J'ajoute encore que je n'ai mis en usage ladite
» Poudre, qu'après une véritable connaissance de
» cause, ayant vu auparavant sous mes yeux la
» guérison parfaite des nommés Edme et Aury, atta-
» qués de *fluxions de poitrine* des plus complettes
» et des plus dangéreuses, et leur maladie conduite
» par M. de la Jutais : le premier fut saigné deux
» fois avant l'usage de ladite Poudre, et le second
» point du tout. En foi de quoi j'ai dressé le présent
» certificat de tout ce que dessus, pour rendre jus-
» tice à la vérité, et que j'ai cru en conscience ne
» devoir point cacher, pour le bien public. Fait à
» Vincennes, le 15 août 1738. Signé DUVERNAY.

Extrait d'une lettre de M. Dufort, premier médecin du Roi, en date du 22 novembre 1740.

» Il est à souhaiter qu'il y ait toujours de la
» Poudre fébrifuge du sieur de la Jutais, dans les
» hôpitaux militaires de Sa Majesté.....:

Quatrieme Brevet du Roi, en faveur de M. de la Jutais, en date du 19 août 1743, d'aprês de nouvelles expériences faites par ledit sieur.

Certificat de M. Chevalier, docteur régent de la faculté de médecine de Paris, en date du 27 mars 1744.

» Je soussigné, docteur régent de la faculté de
» Paris, certifie avoir fait usage de la Poudre royale
» fébrifuge du chevalier *de la Jutais*, avec le plus
» grand succès, tant à Paris que pendant le tems
» que j'ai resté à Léogane, et que tous les malades
» à qui j'en ai donné ont été guéris, et principale-
» ment les noirs, et que ce remede ne dépérit point
» sur mer, pourvu qu'il soit conservé sèchement.
» A Paris, le 27 mars 1744. Signé CHEVALIER.

Extrait d'une lettre de M. Charrier, médecin de la ville d'Aigre, en Poitou, en date dn 3 avril 1744, au sujet des fluxions de poitrine *gueries par la* Poudre fébrifuge.

» Je confesse avoir été jusqu'ici dans l'erreur de » croire que ces sortes de maladies ne pouvaient » être guéries que par des saignées . . . .
» J'ai vu plusieurs malades qui avaient des *palpi-* » *tations de cœur,* je leur ai fait prendre de votre » *Arcane céleste*, qui les a guéris.

Plusieurs autres lettres de médecins avouent de même avoir reconnu leur erreur sur l'emploi des saignées dans les *fluxions de poitrine* et *pleurésies*, et qu'ils employent actuellement avec toute confiance et sûreté la Poudre royale fébrifuge.

En 1747, les *fievres*, les *flux de sang* et *dissenteries* et les *fluxions de poitrine* s'étant déclarées avec violence à Arles en Provence, les gouverneur et consuls de cette ville, qui se resouvinrent des grands succès de la Poudre fébrifuge du sieur de la Jutais, dans le tems qu'il y faisait sa résidence, firent demander aux buralistes leurs placards sur cette Poudre, et les *firent afficher et publier à son de trompe.*

Cinquieme Brevet du Roi, en faveur dudit sieur *de la Jutais*, en date du 10 octobre 1753, et toujours d'après nouvelles expériences faites sous les yeux du premier médecin du Roi.

CHAPITRE XVI.

Des Pilules souveraines, dites Pilules dorées, de leurs vertus et propriëtes, et de leur usage.

La Poudre royale fébrifuge plus particuliérement élaborée et convertie en petites pilules dorées, est un spécifique souverain pour guerir les *maladies vénériennes* les plus invétérées, avec six prises dans l'espace de quinze jours.

Le virus est un venin extrêmement subtil et corrodant ; il pénetre aisément jusques dans les plus petits capillaires et dans les fibres nerveuses les plus déliées ; le mercure, de quelque maniere qu'il soit administré, par les frictions ou par les purgatifs ordinaires, ne peut être divisé en particules assez petites pour suivre ce venin jusqu'aux extrémités.

Dans les sublimations chimiques, quoique réitérées à l'infini, il reprend toujours facilement sa forme, les particules se rassemblent en globules, et toute la quantité se récorporifie.

Ainsi dans l'usage des frictions, où le mercure est tout entier, après avoir pénétré les pores de la peau et s'être glissé dans les vaisseaux, il s'y réunit et redevient coulant, si l'artiste ne sait point en extraire le sel principe, qui peut seul pénétrer et guérir, étant destitué des matieres acides et arsénicales qui l'enveloppaient : ce travail n'appartient qn'à la saine chimie ; mais par les préparations ordinaires pour les frictions ou pour les panacées, il reste tout entier ; les particules se rencontrant se réunissent ; il se rémet en masse ; alors ce dangéreux remede offense grièvement les parties délicates où il s'arrête, à moins que, pressé par la contraction des vaisseaux, il ne s'echappe par les intestins ou par les voies supérieures ; mais quelque soit sa détermination, il excite des irritations qui bientôt occasionnent la fievre ; les frictions réitérées augmentent son volume et sa force ; il se fraye avec violence diverses routes, particuliérement par la bouche qu'il infecte ; corrompant les gencives, les alvéoles, il fait tomber les dents, quelquefois la langue, la luette ; il attaque et corrode les muscles et les os ; plus souvent il monte an cerveau qu'il ravage, et le malade périt.

Le chevalier *de Guillers* qui connaissait par une longue expérience tous ces cruels accidens, et qui d'un autre côté savait que sa Poudre fébrifuge avait la vertu d'attaquer le vice des liqueurs dans leur principe, jusques dans les lieux les plus secrets, et de rendre au sang et à la lymphe leur premiere pureté ;

ledit sieur *de Guillers* donc conclut qu'il devait par élaboration plus recherchée, rendre ce remede plus pénétrant ; il le porta à un si haut degré de perfection, qu'avec six prises et en quinze jours de tems, il n'a jamais manqué de guérir la *vérole* la plus invétérée, et le *pian* même dans les Indes, et encore d'autres maladies regardées comme incurables jusques alors.

D'après ses mêmes procédés, le sieur *de la Jutais* a constamment obtenu les succès les plus étonnans, et depuis quarante-cinq ans qu'il les met en pratique, le nombre des personnes qu'il a guéries est à l'infini.

Ce qu'il y a doublement d'avantageux dans ce spécifique, pour les personnes occupées et qui ne peuvent s'absenter de leurs affaires, est que le malade peut se guérir lui-même incognito ; qu'il n'a aucune marque extérieure qui puisse décéler son état ; qu'il peut continuer à vaquer à ses affaires dans la maison ; qu'il n'en est point affaibli, et que son embonpoint, loin de diminuer, augmente.

Il a la vertu de purifier si bien la masse du sang, qu'il enleve encore les *dartres invétérées*, entraînant toutes les défectuosités par les selles, sans qu'on en ressente la moindre tranchée.

Par son usage, on est sûr encore de détruire insensiblement les humeurs qui causent la *goutte*, les *rhumatismes*, l'*apoplexie*, la *paralysie*, &c.

Comme cette Poudre est très-subtile et très-fine, on la met en petites Pilules dorées que l'on donne au malade, de deux jours l'un, pour les trois premieres prises ; ensuite il se repose pendant trois à quatre jours pour recommencer à prendre encore trois autres prises de la même maniere, en laissant toujours un jour d'intervalle ; après quoi il se repose encore pendant trois à quatre jours, et il prend une derniere prise pour compléter sa guérison ; cette derniere n'est même pas absolument nécessaire.

La dose est ordinairement de 30 grains, (mais suivant la force des tempéramens, il faut quelquefois aller à 36 ou 40 grains), que l'on enveloppe au-devant d'une cuillere, dans de la moëlle de pomme cuite ou quelque gelée ; par dessus, il faut de suite prendre une tasse de thé ; une heure après un demi-bouillon coupé, et ensuite d'heure en heure alternativement, tantôt du thé et tantôt du bouillon, pendant six heures, ou tout le tems que la médecine opérera.

Après son opération, il faut dîner avec de bons alimens, simples et légers, boire du vin et de l'eau à son ordinaire, mais éviter très-soigneusement de s'exposer au grand air du dehors, le jour et le lendemain de chaque purgation, parce qu'elle provoque ordinairement les sueurs ; on doit même pendant qu'elle opère, garder la chambre, en se garnissant le col d'un mouchoir, de peur d'attrapper le moindre froid.

Ce remède fait disparaître tous les symptômes extérieurs et interieurs, le malade ayant soin de laver avec la décoction de sauge, les endroits qui supurent. On fera bien, avant de commencer le traitement, de se rafraîchir pendant quelques jours avec le sel de nitre, à la dose d'un gros dans une pinte, mesure de Paris, de ptisanne légère, faite de fleurs de mauves, un peu échauffée et édulcorée légèrement avec du sirop, ou même si l'on veut, dans une pinte d'eaû toute simple ; et pendant les jours de repos, on aura soin de continuer cette boisson rafraîchissante, à la dose seulement d'une chopine par jour.

Après le traitement terminé, le malade fera bien de prendre pendant quelques jours une petite cuillerée de l'*Arcane céleste*, qui sera indiqué dans le chapitre suivant, et trois fois par jour, savoir : le matin en s'éveillant, une heure avant son dîner et quatre heures après, prenant après chaque prise un demi-verre d'eau : cet *Arcane* fortifie l'estomac, répand un baume dans le sang, et termine la parfaite guérison.

CHAPITRE XVII.

De l'Arcane céleste, de ses vertus et de son usage.

Cet *Arcane* procède de la quintessence de la reine des fleurs, qui est le tournesol ou soleil, et d'un souffre exalté par une manipulation très-étudiée et très-laborieuse; on en obtient un baume céleste où réside essentiellement le feu de la nature.

Ce baume infiniment précieux par les grandes et rares vertus qu'il renferme, est le remède le plus prompt et le plus puissant, contre toute espèce de *poisons*; il émousse et détruit l'*acrimonie* des *sels corrosifs*, et répare promptement les *excoriations* qu'ils peuvent avoir causées; il n'est pas purgatif, mais il agit par la transpiration insensible et par les urines; il restaure en peu de tems *l'estomac le plus délabré*, comme on le verra plus amplement ci-après; il entretient l'évacuation des intestins dans une juste proportion, entre la nutrition et les déjections.

Il dissipe les *picottemens de la poitrine* et les autres altérations qui se font sentir dans ce viscère; il dissout *les glaires et les mauvais levains de l'estomac*; il détruit la *pituite épaisse*, corrige la *mauvaise haleine* immanquablement; il rend la *voix forte et nette*; c'est un spécifique contre le *mauvais air*, contre les *maladies contagieuses*, même contre la *peste*, soit comme curatif, soit comme préservatif; si l'on en tient dans la bouche on peut en toute sûreté s'approcher des malades les plus infectés; on s'en sert avec succès contre le *scorbut* de terre ou de mer; il détruit les *vers*.

Il est souverain dans la *petite-vérole* et dans la *rougeole*, l'on en use aussi-tôt après avoir évacué les premières voies, par le moyen de la Poudre fébrifuge; lorsque ces maladies règnent, on ne peut mieux faire que de purger avec le fébrifuge les enfans ou personnes qui ont lieu de les craindre, et ensuite leur donner de l'*Arcane* deux fois par jour; il dissipe les *coliques des femmes enceintes*; il leur facilite une heureuse *délivrance* par la vigueur qu'il donne à l'enfant; cet avantage sera pour lui le principal bien que sa mère lui aura donné, en lui formant d'avance une bonne constitution dont il se ressentira toute sa vie. Les mères qui sont sujettes aux *avortemens*, s'en trouvent préservées par son usage; il calme les *vapeurs* et les *vertiges*, soit qu'elles procèdent de quelqu'intempérie du cerveau, ou d'exhalaisons des parties inférieurs; Il guérit les *palpitations de cœur*, comme on le peut observer par la lettre de M. Charrier, médecin de la ville d'Aigre, en Poitou, citée ci-devant au chapitre XV. « J'ai vu, dit-il, plusieurs malades » qui avaient des palpitations de cœur, je leur ai » fait prendre de votre Arcane qui les a guéris ».

Il fait cesser sans retour les *vomissemens* causés par débilité d'estomac; c'est ce que Don-Marc Thierry, procureur de la Chartreuse de Gaillon, route de Rouen, a expérimenté et attesté; il était incommodé de ce cruel dérangement depuis plus de six ans, vomissait ses alimens aussi-tôt qu'il les avait pris, avait essayé de tous les remèdes connus, et n'avait jamais pu trouver le moindre soulagement dans aucun d'eux; l'usage de celui-ci l'a entièrement guéri.

Son opération est si douce qu'on ne s'en apperçoit que par une meilleure santé; il ne cause jamais d'altération; il répare et entretient ce principe de vie qui anime nos corps, coopère à une bonne digestion et à une parfaite coction des liqueurs dont le vice est la source de toutes les maladies en général.

L'*Arcane céleste* convient à tous les âges, à toutes personnes, en tous climats et en tous tems; il est homogène à tous les tempérammens, et son usage produit une espèce de *rénovation* dans le corps et dans l'esprit; il rappelle la première vigueur de l'homme, et peut le conduire à une extrême vieillesse, exempte d'infirmités.

Pour avoir la preuve des vertus de l'*Arcane céleste*, voici deux expériences faciles à faire :

La première, dont le sujet ne se présente que trop fréquemment, est sur les *enfans à la mamelle*, qui par l'acide ou les autres vices du lait de leurs nourrices, sont quelquefois réduits à l'état le plus desespéré ; leur estomac dérangé ne pouvant plus digérer, rejettent le lait tout aussi-tôt qu'ils l'ont pris, et ces enfans meurent en un clin d'œil, pour ainsi dire. Quand un de ces malheureux enfans est dans ce triste état, et quand il serait même à toute extrémité, il suffit de prendre une pincée d'*Arcane*, la lui mettre dans la bouche, y couler en même tems un peu du lait de la nourrice pour le dissoudre, et réitérer cette dose de quart-d'heure en quart-d'heure ; en moins de deux heures l'enfant sera préservé et il reprendra le têton ; mais il faudra que la nonrrice aie soin d'en prendre deux ou trois prises complettes pendant ces deux heures pour corriger son lait, et qu'elle en continue l'usage à raison d'une dose ou deux par jour, pendant plusieurs jours.

La seconde expérience prouve combien il est spécifique contre les *poisons corrosifs* ; par exemple, que l'on donne à un chien une quantité de vert-de-gris ou d'arsenic suffisante pour le tuer, mais qui cependant le laisse vivre 24 ou 30 heures ; si dès le moment qu'il vient à vomir le sang, on lui met dans la gueule environ une once d'*Arcane*, que l'on réitère cette dose de 4 en 4 heures, et que pour sa nourriture on lui fasse avaler quelques œufs crus, le tenant chaudement dans une écurie avec un plat d'eau près de lui ; on le verra parfaitement guéri en moins de trois jours ; cette expérience a été faite nombre de fois et a toujours complettement réussi.

Il arrive souvent que des personnes se trouvent avoir bu de l'eau qui a séjourné dans une fontaine de cuivre mal étamée, ou avoir mangé des viandes apprêtées dans des casseroles où il a du vert-de-gris. Bientôt elles ressentent l'effet lent ou vif de ces poisons; elles deviennent languissantes, tristes, d'un teint olivâtre, et elles périssent sans que l'on en connaisse la cause, et sans qu'aucun remède ait pu les soulager; si l'on donne l'*Arcane céleste* à ces malheureuses personnes, du moment que l'on s'apperçoit de leur état, l'on sera assuré de les guérir parfaitement; ces exemples sont fréquens, et les épreuves en ont été faites une infinité de fois.

Dans *l'étisie*, la *consomption*, il n'y a pas de remède à beaucoup près aussi efficace que celui-ci, ainsi que dans les *toux seches* et *crachemens de sang*; les personnes du sexe indisposées de *fleurs blanches* ou *mal réglées*, y trouveront leur guérison parfaite, elles feront bien de doubler la dose dans le tems de leurs règles; il est souverain dans les *vieilles gonorrhées*; il entraîne aussi les *sables*, les *graviers* et les *glaires* de la vessie, et il répare en même tems les excoriations qu'ils auraient causées, et d'où procèdent ces douleurs inouies qu'on ressent quelquefois.

Si après le repas et au moment de la digestion, on ressent des *aigreurs* ou des *pesanteurs dans l'estomac*, il suffit de prendre une dose d'Arcane et boire un demi-verre d'eau par-dessus, une demi-heure suffira pour vous libérer parfaitement; les personnes qui sont souvent *devoyées* doivent en prendre plus souvent que d'autres, car ce précieux baume guérit jusqu'à la *lienterie* après qu'on s'est purgé avec la poudre; son usage a aussi guéri des *hémorroïdes* très-rebelles.

Les vertus de cet *Arcane* surpassent donc évidemment celles de tous les élixirs connus et les plus renommés, puisque non-seulement il fortifie et préserve, mais qu'il guérit encore radicalement les effets funestes des *poisons les plus corrosifs*, comme on l'a exposé ci-dessus.

Finalement *l'Arcane céleste* est le préservatif dont

pendant la grande peste de 1720, 21 et 22, se servirent dans le midi, les chevaliers de *Guillers et de la Jutais*, et notamment le *Cardinal Jansòn, archevêque d'Arles*, qui pendant tout le tems que dura ce cruel fléau, ne quitta pas les infirmeries, administrant aux pestiférés les secours temporels et spirituels, sans en avoir jamais, ni son valet de chambre, éprouvé le moindre accident; ce qui dans ce tems d'alarmes et de détresse universelle, fit regarder ce digne prélat comme un saint personnage protégé par la divinité.

L'*Arcane est agréable à prendre.*

Informés que malgré les défenses expresses du Roi, certaines personnes s'ingerent de distribuer un faux remede qu'ils donnent pour la *Poudre royale fébrifuge de la Jutais*, et que d'autres la déguisent en opiat et en tablettes, nous avertissons le Public que, comme dans l'emploi de ce médicament, il ne s'agit de rien moins que de la vie, on fera très prudemment de ne faire usage que de la Poudre dont les paquets et prises seront cachetés et *timbrés des Armes de France*, qu'il a plu à Sa Majesté de nous accorder, pour la sûreté publique, et qui sont semblables à l'empreinte ci-dessous.

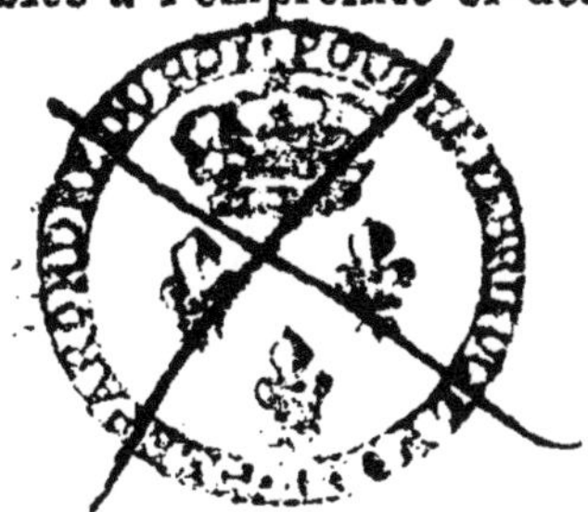

Les *Pilules souveraines* et l'*Arcane céleste* ne se vendent que chez l'Auteur, rue ~~de Bourbon-Villeneuve~~, à Paris.

La dose de l'*Arcane céleste* est d'une cuillère à café, qu'on laissera dissoudre lentement dans la bouche, afin qu'il puisse bien pénétrer par les pores saliveux dans tout le systême du corps; ensuite on boira un peu d'eau par-dessus.

Dans le commencement de son usage, on doit en prendre trois fois par jour, avant ou après les repas; et dans tous les tems il est très-utile d'en porter sur soi dans une boîte d'*écaille* ou de *corne*, pour en prendre de tems à autre une pincée dans la journée.

Lorsqu'il arrive que l'*Arcane* occasionne des rapports ~~un peu fréquens~~, c'est un indice certain que l'on a besoin de se purger.

de mauvais goût

PARIS 1803.

Les événemens qui ont long-tems affligé la France, ont forcé de suspendre toute distribution de la *Poudre Fébrifuge du sieur de la Jutais*, et tous avis à ce sujet; aujourd'hui que les choses ont heureusement changé de face, on croit faire plaisir au public de lui remettre sous les yeux un remède qui a long-tems eu sa confiance.

Voici un nouveau certificat donné en 1775, aux dames *de la Jutais*, après la mort de leur père, par monsieur de la Martinière, premier Chirurgien du Roi.

« Je soussigné, conseiller d'état, pre-
» mier chirurgien du Roi, certifie à
» Messieurs de la commission royale
» de médecine, que mesdemoiselles de
» la Jutais m'ayant communiqué sous le
» sceau du secret, la composition et la
» véritable recette de leur *Poudre Fébri-*
» *fuge*, je n'y ai rien trouvé qui pût être
» tant soit peu préjudiciable à la santé;
» que j'ai reconnu au contraire que la

» plante qui fait le principal fondement de
» son procédé, est très-bien indiquée pour
» la guérison des fièvres, et que non-
» seulement la commission royale peut
» sans inconvénient accorder aux pos-
» sesseurs de ce spécifique, le renou-
» vellement du brevet qu'ils demandent,
» mais qu'elle ne pourrait s'y refuser,
» sans priver le public d'un remède pour
» lequel il a témoigné depuis long-tems
» sa confiance la mieux méritée; en foi
» de quoi j'ai délivré le présent certificat,
» à Paris, le 11 Avril 1775 ».

« *Signé* de la MARTINIÈRE ».

Sur quoi il a été, sous la date du 4 Juillet 1775, délivré un sixième brevet exclusif aux dames *de la Jutais*, leur vie durant.

www.ingramcontent.com/pod-product-compliance
Ingram Content Group UK Ltd.
Pitfield, Milton Keynes, MK11 3LW, UK
UKHW021036180726
13838UKWH00004B/1834

9 782329 380186